MÉMOIRE

SUR LA NATURE

DE L'ÉCOULEMENT AQUEUX TRÈS-ABONDANT

QUI ACCOMPAGNE

CERTAINES FRACTURES DE LA BASE DU CRANE.

MÉMOIRE

SUR LA NATURE

DE

L'ÉCOULEMENT AQUEUX TRÈS-ABONDANT

QUI ACCOMPAGNE

CERTAINES FRACTURES DE LA BASE DU CRANE.

Par le Dr A. ROBERT,

Agrégé à la Faculté de Médecine de Paris, Chirurgien de l'hôpital Beaujon,
Chevalier de la Légion d'honneur, etc.

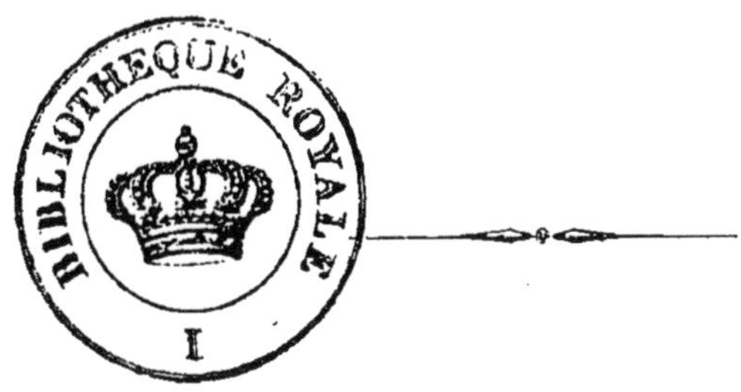

PARIS.

RIGNOUX, IMPRIMEUR DE LA FACULTÉ DE MÉDECINE,

RUE MONSIEUR-LE-PRINCE, 29 BIS.

1846

MÉMOIRE

SUR LA NATURE

DE L'ÉCOULEMENT AQUEUX TRÈS-ABONDANT

QUI ACCOMPAGNE

CERTAINES FRACTURES DE LA BASE DU CRANE.

Il y a quelques mois, je communiquai à la Société de chirurgie une observation de fracture du rocher, accompagnée de l'issue d'un liquide aqueux très-abondant par le conduit auditif externe. Dans la discussion remarquable qui suivit ma communication, ce fait reçut des interprétations diverses, et la Société, restant indécise, désira que, par des recherches ultérieures, on parvînt à en établir définitivement la valeur. En effet, si l'étude de ce phénomène offre déjà beaucoup d'intérêt lorsqu'on le considère simplement comme fait pathologique, elle acquiert une utilité réelle lorsqu'on l'applique au diagnostic et au pronostic toujours très-embarrassant des fractures de la base du crâne. J'obéis donc à ce vœu, et j'avais presque terminé mon travail lorsque le hasard me donna de recueillir un cas de fracture de la base du crâne, avec issue de ce même liquide aqueux très-abondant par les fosses nasales. Ce fait nouveau, confirmant le résultat de mes premières recherches, vint aussi agrandir beaucoup le champ de la question : il me prouva que l'issue d'un liquide aqueux, au lieu de dépendre exclusivement des fractures du rocher, est un phénomène plus général, lié à l'existence de certaines fractures de la base du crâne, dont les conditions anatomiques peuvent être déterminées avec précision. Dès lors j'ai cru devoir élargir aussi les bases de mon travail. Dans une première partie, je me suis occupé des cas où l'écoulement du liquide aqueux a lieu par le conduit auditif externe; dans une deuxième, j'ai étudié ceux où l'écoulement s'effectue par les fosses nasales; dans une troisième, enfin, j'ai déterminé comme corollaires des faits précédents, les conditions anatomiques générales auxquelles se rattache l'existence de ce phénomène

---

PREMIÈRE PARTIE.

Des fractures de la base du crâne accompagnées de l'écoulement d'un liquide aqueux très-abondant par le conduit auditif externe.

OBSERVATION I.

Le nommé Minard (Pierre), âgé de dix-huit ans, occupé à des travaux de terrassement du chemin de fer de Versailles, était monté sur un wagon de transport, pendant la nuit du 25 au 26 mars 1844, lorsque, s'étant imprudemment penché contre la portière à demi fermée de ce wagon, il tomba de 22 pieds de hauteur sur le sol; le choc porta sur la partie antérieure gauche de la tête, et sur les deux poignets. Il resta privé de connaissance pendant quatre heures, sur le lieu même où il était tombé, et ce fut seulement le matin que ses camarades, l'ayant aperçu, le transportèrent à l'hôpital Beaujon, où il fut admis pendant ma visite.

La région malaire et la partie voisine de la tempe gauche offraient les traces d'une violente contusion. Les paupières et la conjonctive oculaire du même côté étaient ecchymosées, les pupilles moyennement dilatées; la vision de l'œil gauche presque abolie; il s'écoulait du sang par le nez et par les deux oreilles. Le malade répondait avec peine et peu exactement aux questions qu'on lui adressait ; cependant la sensibilité et la myotilité étaient intactes partout. La peau était froide ; le pouls lent et peu développé. Les deux poignets étaient gonflés et très-douloureux ; le radius droit était fracturé près de son extrémité inférieure (Infusion de tilleul.)

Le soir, agitation, plaintes continuelles, réaction fébrile. (Saignée de 3 palettes.)

Le lendemain, je trouvai le malade à peu près dans le même état que la veille ; la sensibilité et la myotilité intactes ; la peau chaude ; le pouls petit et fréquent. Mais en l'examinant, je fus frappé de trouver son oreiller tout mouillé, ainsi qu'une alèse en plusieurs doubles que l'on avait placée sous sa tête. Cherchant l'explication de ce fait, j'appris par les infirmiers que le malade, depuis son arrivée, perdait continuellement de l'eau par l'oreille droite, et qu'ils avaient été obligés de le changer fréquemment de linge, tant cet écoulement était abondant. J'explorai aussitôt l'oreille droite, et observai qu'en effet un liquide ténu comme de l'eau, et d'une couleur rosée, s'échappait constamment et goutte à goutte par le conduit auditif. Je fis alors incliner à droite la tête du malade, et placer sous l'oreille un petit verre à pied : dans l'espace d'une heure, je pus en recueillir environ 15 grammes. (20 sangsues derrière chaque oreille; potion purgative.)

Dans la journée, l'écoulement du liquide continue en même quantité que la veille; seulement il perd peu à peu sa teinte rosée, et devient à peu près incolore.

Le troisième jour, le malade est plus agité que la veille, et se plaint beaucoup sans pouvoir indiquer le siége de ses douleurs; il ne répond à aucune des questions qu'on lui adresse; la sensibilité et la myotilité paraissent intactes et égales dans les deux côtés du corps.

L'écoulement de l'oreille semble avoir diminué; on en recueille seulement près de 10 grammes en deux heures. Le liquide est toujours ténu comme de l'eau et incolore. (Nouvelle application de sangsues derrière les apophyses mastoïdes.)

Dans la journée, l'agitation et le délire augmentent; le soir, la sensibilité paraît abolie dans la moitié droite du corps; à minuit, le malade succombe dans un état comateux. L'écoulement par l'oreille a continué jusqu'à la mort, survenue soixante et dix heures après l'accident.

Le 30 mars, j'ai procédé à l'autopsie cadavérique, en présence de mon collègue M. Laugier et des élèves de l'hôpital Beaujon; le crâne a été ouvert avec la scie. Il existe une infiltration sanguine assez considérable sous les téguments de la tempe gauche, et dans l'épaisseur du muscle temporal du même côté. Entre la dure-mère et les os de la base du crâne, dans la fosse temporale gauche, près de la fente sphénoïdale et du nerf trifacial, il existe un peu de sang plutôt infiltré qu'épanché; dans la fosse temporale droite, et vers la pointe du rocher seulement, là où cette apophyse est croisée par le nef trifacial, il existe, comme à gauche, un peu de sang infiltré; mais partout ailleurs cette membrane est adhérente aux os du crâne, et nulle part il n'existe d'épanchement de sang, soit entre elle et les os, soit à sa face interne. La base du crâne offre une longue fêlure qui commence à gauche, vers la grande aile du sphénoïde, se dirige de gauche à droite, et aboutit à la fente sphénoïdale; puis se continue à travers la selle turcique, obliquement de gauche à droite, et d'avant en arrière, pour se terminer au trou déchiré antérieur du côté droit. Les sinus sphénoïdaux sont remplis de sang coagulé. Le rocher du côté droit est coupé vers son milieu et perpendiculairement à son axe par une fêlure qui commence en avant à l'hiatus de Fallope, se dirige en arrière, passe à travers le conduit auditif interne, et vient se terminer au trou déchiré postérieur. De l'extrémité antérieure de cette fracture, il en naît une seconde, beaucoup moins marquée, qui se dirige en dehors, en suivant la direction du bord antérieur du rocher, et se termine insensiblement sur la portion écailleuse du temporal.

Après avoir constaté l'état du crâne, j'ai procédé avec le plus grand soin à l'examen de l'appareil auditif. Voici quelles lésions j'y ai reconnues : la membrane du tympan est largement déchirée de haut en bas, à sa partie antérieure. Il existe un peu de sang infiltré entre elle et le manche du marteau. La membrane muqueuse qui tapisse la caisse est rouge et légèrement tuméfiée. *L'étrier, brisé et détaché de la fenêtre ovale, laisse communiquer librement le vestibule avec la cavité du tympan. Enfin la fêlure du rocher s'aperçoit au-dessus du promontoire ; elle aboutit inférieurement à la fenêtre ovale ; en arrière elle pénètre à travers le vestibule, jusqu'au fond du conduit auditif interne, au-dessus de la lame criblée à travers laquelle s'engagent les filets du nerf acoustique.* Le prolongement très-mince que la dure-mère envoie dans le fond de ce conduit, ainsi que l'arachnoïde, n'ont point été examinés d'abord ; j'y reviendrai plus tard.

L'hémisphère gauche du cerveau, à la partie inférieure de son lobe moyen, offre les traces d'une contusion peu étendue, caractérisée par l'ecchymose et le ramollissement de la substance cérébrale. Au centre du même hémisphère, et en dehors du corps strié, il existe un second foyer de contusion. La rate est déchirée. L'extrémité inférieure du radius droit est le siége d'une fracture avec pénétration du fragment supérieur dans l'inférieur.

Les circonstances relatives au liquide aqueux qui s'est écoulé par l'oreille externe ont toutes été notées avec la plus scrupuleuse attention. L'abondance de ce liquide a été tellement grande, que j'en ai pu recueillir de 5 à 10 grammes par heure, ce qui donne un total de 4 à 500 grammes pour les soixante et dix heures qui se sont écoulées depuis l'accident jusqu'à la mort. Il offrait d'abord une teinte rosée, mais peu à peu il est devenu à peu près incolore. Sa ténuité était égale à celle de l'eau, sa saveur fortement salée. M. Chatin, pharmacien en chef de l'hôpital Beaujon, en a étudié les caractères chimiques, et je suis heureux de pouvoir consigner ici le résultat de ses observations. Voici la note qu'il m'a communiquée :

« Ce liquide, légèrement teint en rouge par un peu de matière colorante du sang, est rendu opalin par de petits flocons de matière animale offrant les caractères de la fibrine ou de l'albumine coagulée. Il fait virer avec énergie au bleu la couleur rouge du papier de tournesol. Sa saveur fortement salée y indique de prime abord la présence d'une grande quantité de sel marin, ce que confirme l'analyse. Celle-ci a fourni : matières solides, 3,1 ; eau, 96,9. Les matières solides ont été trouvées formées de : indices d'albumine, mucus, matières extractives, acides gras, des traces; chlorure de sodium très-abondant; hydrochlorate et sulfate de potasse; carbonates et phosphates de soude et de chaux ; indices de magnésie. Cette analyse s'éloigne principalement de celle du sérum du sang par la proportion au moins double de sel marin et l'absence presque complète d'albumine dissoute. »

Je ferai remarquer en outre, 1° que la présence du mucus dans ce liquide aqueux doit être regardée comme étrangère à sa composition chimique, et résulter de ce qu'en traversant la caisse du tympan, il a entraîné le produit de la sécrétion de la membrane muqueuse qui tapisse cette cavité ; 2° que les flocons déclarés par M. Chatin être ou de la fibrine ou de l'albumine coagulée, paraissent aussi être étrangers à ce liquide, et provenir d'un peu de fibrine appartenant à du sang fourni par les tissus divisés. La petite quantité de matière colorante du sang vient évidemment de la même source.

Je dois l'observation qui va suivre à l'obligeance de mon excellent collègue M. Nélaton.

OBSERVATION II.

Le 11 septembre 1843, le nommé Luisel (François), âgé de vingt ans, jardinier à Vitry-sur-Seine, tomba sur la tête, du haut d'une poutre placée à 2 mètres et demi au-dessus du sol. Il ne perdit pas connaissance; mais il ne put se relever seul, et ne marcha qu'avec peine, soutenu par ses camarades. On le transporta immédiatement à l'hôpital de la Pitié.

M. Nélaton le vit à dix heures du matin, quatre heures après l'accident. Il avait alors toute sa connaissance, et put raconter les circonstances de sa chute : cependant sa figure portait un cachet de stupeur; il y avait de la lenteur dans ses réponses et dans ses mouvements : du reste, aucune lésion appréciable de la sensibilité ou de la myotilité. Au-dessus de la tempe gauche, on observait une légère excoriation du cuir chevelu, sans tuméfaction dans les parties molles voisines; mais ce qui fixa particulièrement l'attention, ce fut l'écoulement d'un liquide séreux qui sortait du conduit auditif gauche. Ce liquide, légèrement teint en rouge, s'écoulait d'une manière continue et goutte à goutte; cependant on pouvait en accélérer la sortie en engageant le malade à faire une expiration prolongée, ou simplement à se moucher. La quantité en était telle que l'on pouvait, dans une minute environ, en remplir une cuillerée à café : cette expérience fut répétée trois ou quatre fois pendant la visite. (Saignée de 600 grammes; application de glace sur la tête.)

Le lendemain (12 septembre), la sérosité continuait à couler par l'oreille, avec la même abondance que le jour précédent. Elle était d'une transparence parfaite; la douleur de tête était modérée, le pouls plein, la peau peu chaude, la soif vive. (Saignée de 500 grammes; lavement purgatif; application de glace sur la tête.)

Le troisième jour (13 septembre), la sensibilité, la myotilité et l'intelligence étaient toujours intactes. On put, en outre, s'assurer que l'audition était conservée dans l'oreille correspondante à la blessure. L'écoulement de sérosité était moins abondant que la veille; cependant il l'était encore assez pour fournir une cuillerée à café en deux ou trois minutes. Le liquide recueilli, ayant été soumis à l'ébullition, comparativement avec le sérum d'une saignée, ne donna point de coagulum, tandis que celui-ci se prit en masse. (Nouvelle saignée de 500 grammes; irrigation d'eau froide sur la tête, avec l'appareil de M. Blatin.) Pendant la nuit, il y eut, pour la première fois, du délire.

Le quatrième jour (14 septembre), à la visite du matin, le malade répond exactement, mais d'une manière brève, aux questions qu'on lui adresse. Il se plaint d'éprouver de la douleur dans les membres inférieurs : ces douleurs, dont il ne peut bien préciser le siége, n'augmentent point par les mouvements spontanés ou communiqués ; la peau est chaude, le pouls vif, à 74 pulsations ; les pupilles mobiles et modérément dilatées. Il n'y a pas de céphalalgie. L'écoulement de l'oreille a encore diminué ; il n'a plus lieu par gouttes : la conque est seulement humide. (Saignée de 700 grammes ; 30 sangsues aux apophyses mastoïdes ; sinapismes aux jambes ; continuation des irrigations froides sur la tête.) Dans la nuit, le délire reparaît avec plus de violence que la veille ; il continue dans la journée du 15 : le visage commence à s'altérer ; il survient des vomissements. La conque de l'oreille gauche est encore humectée par une petite quantité de liquide. (30 sangsues derrière les oreilles ; sinapismes ; lavement purgatif, irrigations froides sur la tête.)

Le sixième jour (16 septembre), le délire continue ; les pupilles restent toujours mobiles ; le pouls est fort et à 100 pulsations. (Saignée de 400 grammes, vésicatoire à la nuque.)

Le septième jour (17 septembre), le délire persiste ; le visage est plus altéré, le pouls est faible, irrégulier et intermittent. (Calomel, 30 centigr. ; continuation des irrigations).

Le huitième jour (18 septembre), même état que la veille; mouvements involontaires ; soubresauts des tendons. (Calomel, 40 centigrammes; deux vésicatoires aux cuisses.)

Le neuvième jour (19 septembre), visage profondément altéré; prostration extrême; pouls filiforme; contraction légère aux avant-bras.)

Le malade succombe à deux heures de l'après-midi.

Nécropsie, vingt-deux heures après la mort.

Il n'existe pas de traces de lésions au cuir chevelu. Après l'avoir incisé on reconnaît, au-dessous de lui, une ecchymose dans la fosse temporale gauche, et un décollement du périoste moins étendu que l'ecchymose.

Une longue fracture prend naissance à gauche sur le milieu de la longueur du pariétal, à 2 centimètres au-dessus de la suture écailleuse, descend verticalement sur le temporal, se prolonge en dedans sur la paroi supérieure du conduit auditif et parallèlement à l'axe de ce conduit, se dirige ensuite en dedans et en avant, le long du bord antérieur du rocher et de la suture pétro-sphénoïdale, puis se continue en dedans à travers le corps du sphénoïde, et va se perdre à droite de la ligne médiane.

Une seconde fracture prend naissance de celle-ci, *au niveau du milieu de la longueur du rocher, se dirige en arrière et en dedans, de manière à couper obliquement cette apophyse, passe à travers le conduit auditif interne, et vient se terminer au trou déchiré postérienr.* Examinée du côté de la cavité du tympan, cette même fracture divise verticalement toute la paroi interne de cette cavité, en passant à travers la partie antérieure de la circonférence de la fenêtre ovale. L'étrier est détaché de cette ouverture qui fait ainsi communiquer librement le vestibule avec la cavité du tympan.

La membrane du tympan est largement déchirée. La lame inférieure du conduit auditif externe est séparée en totalité du reste de l'os.

La dure-mère n'est détachée nulle part (du moins dans ses portions apparentes) ; à gauche et à la jonction de la portion pierreuse avec la portion écailleuse du temporal, elle présente une teinte ecchymotique ; dans la fosse temporale du même côté, elle est séparée des os du crâne par un épanchement sanguin de la largeur d'un pièce de 5 francs.

Au niveau de la fosse temporale du côté droit, elle présente une petite ecchymose.

L'hémisphère droit du cerveau offre des traces peu étendues de contusion vis-à-vis le point ecchymosé de la dure-mère dont il vient d'être fait mention. Enfin il existe à la base du crâne, et principalement autour du mésocéphale, des traces de méningite caractérisées par de fausses membranes placées dans le tissu cellulaire sous-arachnoïdien. La surface des ventricules latéraux est également recouverte d'une couche pseudomembraneuse.

L'observation suivante a été communiquée récemment à la Société de chirurgie par M. Chassaignac.

OBSERVATION III.

Un enfant de douze ans tombe sur la tête d'une hauteur de 30 pieds environ, et succombe au bout de quatre jours, à des symptômes de méningo-céphalite. Pendant toute la durée de sa maladie, il avait rendu par l'oreille droite une grande quantité de liquide aqueux, en tout semblable à celui dont il vient d'être parlé. M. Chassaignac a trouvé une déchirure centrale de la membrane du tympan, plusieurs fractures de la base du crâne, et une, entre autres, *qui divisait en travers la partie moyenne du rocher*, et se dirigeait obliquement d'avant en arrière, et de dedans en dehors. Cette dernière intéressait la paroi interne de la cavité du tympan; elle passait immédiatement en dedans ou en avant de la fenêtre ovale, dont l'encadrement osseux se trouvait sur le fragment externe: elle pénétrait un peu dans le limaçon, coupait en travers le fond du conduit auditif interne, et se terminait en arrière sur la circonférence antérieure du trou déchiré postérieur.

Les trois observations qu'on vient de lire offrent entre elles de nombreuses analogies qu'il importe de signaler d'abord. Toutes présentent comme symptôme principal l'écoulement d'un liquide aqueux très-abondant par l'oreille externe ; et dans toutes on trouve, comme lésions anatomiques, une fracture du rocher divisant en travers la partie moyenne de cet os, et intéressant le conduit auditif interne, le labyrinthe et la paroi interne de la cavité du tympan : enfin, la membrane du tympan a toujours été plus ou moins largement déchirée. Quelle valeur convient-il de donner à ces traits de ressemblance? Sont-ils simplement l'effet du hasard, ou n'est-il pas plus naturel de les regarder comme liés entre eux par des rapports nécessaires, et de rattacher les symptômes observés pendant la vie, aux altérations que l'autopsie a constamment fait reconnaître? Pour résoudre cette question, il fallait des faits ; or voici quel a été le résultat de mes recherches : les observations que j'ai pu recueillir dans les publications modernes, et notamment dans l'intéressant mémoire de M. Laugier (*Bulletin chirurgical,* t. I), contiennent trop peu de détails anatomiques pour que leur témoignage puisse être utilement invoqué ; cependant celles qui donnent quelques indications sur le siége de la fracture du rocher sont entièrement favorables à mon opinion. Ainsi 1° une observation, consignée par M. Dubreuilh dans le *Journal de la Société de médecine de Bordeaux* (1841), contient ces mots : *Rocher divisé en deux portions par une fracture antéro-postérieure ;* 2° dans un des cas rapportés par M. Laugier, il est dit qu'une fracture partant de la suture fronto-pariétale, et dirigée en bas et en arrière, passait derrière la grande aile du sphénoïde, *gagnait la partie moyenne du rocher, et se terminait à son bord postérieur.* Certes, on ne saurait méconnaître, dans ces cas, l'existence de fractures divisant en travers le milieu du rocher, et par conséquent le conduit auditif interne et le labyrinthe placés au niveau de ce point. Mais l'examen de tous les faits connus m'a révélé une circonstance sur laquelle j'insisterai davantage, parce qu'elle me paraît de nature à faciliter beauboup la solution du problème : c'est que les individus chez lesquels on a observé l'issue d'un liquide aqueux abondant par l'oreille à la suite des percussions du crâne étaient tous ou des enfants ou de jeunes sujets : ainsi sur un nombre de 7 j'en trouve 2 de quatre ans, 1 de douze ans, 1 de dixhuit ans, 1 de vingt ans, 1 de vingt-trois ans. Le septième, dont l'observation fait partie du mémoire de M. Laugier, et dont l'âge n'a pas été indiqué, était également un jeune homme, ainsi que je m'en suis assuré près de M. Laugier lui-même. Or, il est facile d'établir que si, dans plusieurs de ces cas, le siége précis de la fracture du rocher n'a point été indiqué, dans tous, la lésion n'en existait pas moins à la partie moyenne de cet os, de manière à traverser le conduit auditif interne, le labyrinthe et la paroi interne de la cavité du tympan. En effet, si l'on se reporte à la structure et au mode de développement du rocher, on voit que, chez les jeunes sujets, la partie moyenne de cet os est précisément aussi la plus faible et celle qui doit se fracturer le plus souvent. Évidée en arrière par l'ouverture qui concourt à former le trou déchiré postérieur, affaiblie par le conduit auditif interne, elle contient en avant le vestibule que l'on peut considérer comme formant la principale portion des cavités auditives. Or, on sait que le labyrinthe ne suit pas dans son évolution les mêmes phases que le tissu osseux de l'apophyse pétrée; chez l'enfant, il est très-spacieux, tandis que le rocher offre peu de volume; chez l'adulte, au contraire, il est proportionnellement beaucoup moins vaste, l'ossification du rocher étant arrivée au summum de son dévoloppement. D'où il résulte que si le rocher offre, chez l'adulte, une solidité grande qui le garantit de l'atteinte des chocs extérieurs, il n'offre pas les mêmes conditions dans l'enfance et le jeune âge, et qu'alors c'est à sa partie moyenne qu'il se trouve le moins capable de résister.

Ainsi donc la proposition suivante me paraît désormais complétement établie : *L'écoulement aqueux très-abondant qui a lieu par l'oreille externe, à la suite des percussions du crâne, indique l'existence d'une fracture divisant en travers la partie moyenne du rocher, et intéressant le conduit auditif interne, le labyrinthe et la paroi interne de la cavité du tympan; cette fracture est compliquée de la déchirure de la membrane du tympan.*

Je vais examiner maintenant la nature et la source de l'écoulement aqueux lui-même.

1° M. Laugier, qui, le premier, a signalé l'existence de cet écoulement, l'attribue à une fracture du crâne avec épanchement de sang entre les os et la dure-mère, fracture pénétrant dans la cavité du tympan, ou dans le conduit auditif externe. Le liquide versé à l'extérieur ne serait autre, suivant lui, que la sérosité du sang épanché, dont le départ s'opère au moyen de la pression exercée par le cerveau, et qui se filtre en quelque sorte à travers la fêlure du crâne. (*Compte rendu de l'Académie des sciences,* février 1839, p. 240.)

Deux graves objections me semblent pouvoir être adressées à cette théorie : Si le liquide qui s'écoule par le conduit auditif n'était autre chose que la partie aqueuse du sang, et résultait de l'expression du caillot, de sa filtration à travers une fêlure du crâne, il devrait offrir une composition identique à celle du sérum du sang; car l'albumine dissoute dans le sérum ne saurait en être séparée par une opération purement mécanique. Or, 1° dans aucun cas, ce liquide ne s'est coagulé par la chaleur ou par les acides, tandis que le sérum du sang contient un douzième d'albumine, et se coagule presque en masse lorsqu'on le soumet à l'action des acides ou de la chaleur; 2° dans l'observation qui m'est propre, l'analyse chimique, exécutée par M. Chatin, avec tout le soin désirable, a démontré que ce liquide contient une proportion de chlorure de sodium au moins double de celle que présente la sérosité du sang. On doit donc conclure de cet examen comparatif des deux liquides qu'il existe entre eux des différences trop grandes pour que le liquide aqueux qui s'écoule par l'oreille, à la suite de certaines percussions du crâne, puisse émaner directement de la sérosité du sang.

Une deuxième objection à la théorie de M. Laugier est la suivante : Si l'on admettait que le liquide aqueux qui s'écoule par l'oreille provînt de la sérosité du sang, et fût le résultat de l'expression du caillot, il faudrait trouver dans le crâne, après la mort, un résidu solide ayant un volume proportionné à la quantité de liquide versé à l'extérieur. Ainsi, chez notre malade qui a vécu soixante et dix heures, et a fourni dans ce laps de temps, 400 ou 500 grammes de ce liquide, il faudrait trouver dans le crâne un caillot pesant 50 ou 60 grammes; on sait en effet que l'eau est aux parties solides du sang dans la proportion de 8 à 1. Eh bien! chez le premier des malades observés par M. Laugier, on a trouvé, entre la dure-mère et les os, un caillot de sang épais de *six lignes* seulement, occupant toute la fosse temporale (*Bulletin chirurgical*, pag. 274). Chez le deuxième malade, la dure-mère était décollée au niveau de la fracture, dans l'étendue de 4 pouces carrés environ, par un caillot fibrineux, noirâtre, recouvert d'un pellicule grisâtre à sa surface externe, et *ayant d'une ligne à une ligne et demie d'épaisseur.* Enfin, dans l'observation qui m'est propre, *il n'y avait même pas de trace d'épanchement* entre la dure-mère et les os du crâne. Ainsi donc, il est rigoureusement démontré que le liquide aqueux versé par le conduit auditif externe à la suite de certaines percussions violentes du crâne, ne saurait provenir d'un épanchement de sang placé au dehors de la dure-mère.

Depuis la publication de son travail, M. Laugier, modifiant sa première opinion, a pensé que ce liquide pouvait provenir des vaisseaux déchirés du tissu osseux; mais nous ne saurions admettre cette nouvelle théorie de notre collègue, car il faudrait, d'après son hypothèse, que l'on trouvât dans le liquide aqueux une proportion d'albumine égale à celle que l'on trouve dans le sérum du sang, ce que nous avons démontré ne pas avoir lieu.

2° Dans un travail récemment présenté à la Société de chirurgie, M. Chassaignac a cru devoir attribuer l'écoulement aqueux à la rupture des sinus veineux qui environnent le rocher, et à la filtration du sang à travers la fêlure de cet os. Mais il manque à la théorie de notre collègue la démonstration même du fait qui lui sert de base, et d'ailleurs, comme nous l'avons déjà établi, les propriétés chimiques du liquide aqueux ne permettent pas d'admettre qu'il puisse tirer directement son origine de la sérosité du sang.

3° Quelques chirurgiens ont fait provenir cet écoulement de la membrane labyrinthique, dont la rupture accompagne inévitablement la fracture transversale du rocher. M. le professeur Marjolin avait d'abord adopté cette opinion (voir *Dictionnaire de médecine,* t. XXIX, p. 570), et moi-même, lorsque je présentai à la Société de chirurgie la première observation consignée dans ce travail, je l'avais un instant partagée, me fondant sur l'état de la fenêtre ovale que j'avais trouvée béante, faisant communiquer librement la cavité du vestibule avec celle du tympan. Mais l'exiguité de la membrane labyrinthique, opposée à la grande quantité du liquide qui s'écoule par l'oreille dans un court espace de temps, ne permet pas de l'admettre, bien que cependant l'analyse de la lymphe de Cotugno se rapproche beaucoup de celle du liquide aqueux dont il est question.

4° M. Guthrie a placé les sources de l'écoulement aqueux dans la cavité de l'arachnoïde. Voici ce qu'il en dit dans son traité des plaies de tête (*On injuries of the head affecting the brain; Medico-chirurgical rewiew*, n° 76, p. 302, 1841) : Un grave symptôme des blessures de la tête est l'écoulement d'un liquide aqueux par l'oreille. Ce liquide vient *probablement* de la cavité de l'arachnoïde, et il indique un grand danger. Dans ces cas, la fracture principale siége ordinairement dans les portions pierreuses du temporal, et vers le corps du sphénoïde. » Comme on le voit, M. Guthrie n'a présenté aucun fait à l'appui de son opinion, qu'il n'émet d'ailleurs que sous une forme dubitative. D'un autre côté, il est difficile de concevoir qu'une membrane dont la surface libre, constamment en contact avec elle-même est le siége d'une perspiration à peine appréciable, puisse fournir les matériaux d'un écoulement que nous avons vu pouvoir s'élever à plus de 10 grammes par heure : aussi l'opinion de M. Guthrie compte-t-elle jusqu'ici très-peu de partisans.

5° Une dernière théorie est celle qui fait provenir l'écoulement aqueux du liquide céphalo-rachidien. Elle a été plus d'une fois suggérée, sans doute, par l'abondance de cet écoulement, par la limpidité et les propriétés chimiques du liquide qui le constitue; mais les nécropsies connues jusqu'à ce jour ne mentionnant aucune lésion dans les membranes encéphaliques, il a été impossible de savoir par quelle voie le liquide céphalo-rachidien pouvait s'échapper à l'extérieur.

M. Bodinier, élève interne des hôpitaux, a admis que ce liquide traverse les enveloppes du cerveau par exosmose et s'échappe ensuite au dehors par la fracture du crâne. Les cas où l'écoulement aqueux a été observé lui paraissent offrir toutes les conditions favorables à l'accomplissement de ce phénomène. En effet, il existe à l'intérieur des membranes un liquide aqueux très-ténu, le liquide sous-arachnoïdien; à l'extérieur, une collection de sang plus ou moins coagulé, et toujours d'une dureté plus prononcée que celle du premier liquide. Il ajoute avoir reproduit ce phénomène dans des expériences faites sur le cadavre. (*Bulletins de la Société anatomique*, mars 1844, p. 25.)

Je n'examinerai point ici la question de savoir

si les conditions de l'exosmose ont été fidèlement reproduites dans les expériences de M. Bodinier, je dirai seulement que j'ai répété ces expériences sans en obtenir aucun résultat, et d'ailleurs j'objecterai qu'il est des cas (voir 1re observation) où, l'écoulement aqueux ayant été observé pendant la vie, il n'existait entre la dure-mère et les os du crâne aucun épanchement sanguin capable de produire le phénomène invoqué par M. Bodinier.

Lorsque, il y a quelques mois, je communiquai à la Société de chirurgie le fait qui a servi de base à ce travail, M. A. Bérard fit observer que le siége de la fracture du rocher pouvait donner des indications sur la nature et la source de l'écoulement; qu'en effet cette fracture, traversant le conduit auditif interne, devait avoir déterminé la déchirure du prolongement fourni par les enveloppes du cerveau dans l'intérieur de ce conduit, et que dès lors une voie facile était ouverte à l'issue du liquide céphalo-rachidien. Les judicieuses réflexions de notre collègue me portèrent à chercher avec le plus grand soin l'état des méninges sur la pièce que je venais de présenter à la Société, et je constatai en effet que ces membranes offraient, dans le conduit auditif interne, une déchirure manifeste, dont les bords étaient gonflés et ecchymosés.

A ce fait anatomique, déjà très-significatif, je voulus joindre la comparaison de l'analyse chimique du liquide que j'avais recueilli, avec celle du liquide céphalo-rachidien lui-même. Or, cet examen me démontra qu'à part des différences peu importantes, il existe entre ces deux liquides une parfaite analogie. Voici en effet les caractères assignés par M. Magendie au liquide cérébro-spinal : son odeur est fade, sa saveur franchement salée; il est alcalin et ramène au bleu le papier de tournesol rougi. M. Lassaigne, à qui l'on en doit l'analyse chimique, l'a trouvé composé de :

Eau.	98,564
Albumine.	0,088
Osmazôme.	0,474
Hydrochlorate de soude et de potasse. . . .	0,801
Quelques autres sels.	0,053
	99,980 (1)

Ce résultat, comme l'a remarqué M. Magendie, fait reconnaître que le liquide céphalo-rachidien a une nature particulière qui ne permet pas de le confondre avec le produit de l'exhalation séreuse, dont il diffère par une proportion très-petite d'albumine et une quantité considérable de sel marin.

(1) Magendie, *Recherches sur le liquide cérébro-spinal*, p. 47.

Enfin, j'ai eu recours à un dernier genre d'épreuve qui devait lever tous les doutes, s'il en fût encore resté dans mon esprit : j'ai reproduit sur le cadavre les lésions anatomiques sous l'influence desquelles j'avais observé l'écoulement du liquide aqueux. Voici comment j'ai procédé : j'ai enlevé d'abord la calotte du crâne, sans intéresser la dure-mère, et j'ai décollé avec précaution cette membrane de la face interne du temporal et de la portion voisine du rocher, jusqu'auprès du conduit auditif interne. J'ai ensuite, par deux traits de scie, enlevé la portion écailleuse du temporal et la paroi supérieure du conduit auditif externe, en prolongeant un peu la section de l'os en dedans, de manière à enlever aussi une portion de la paroi supérieure de la cavité du tympan. Les osselets ayant été extraits, j'ai appliqué contre la paroi interne de cette cavité, et sur la fenêtre ovale même, le tranchant d'un ciseau étroit dirigé perpendiculairement à l'axe du rocher, et, par un petit coup sec, j'ai fracturé verticalement le rocher en cet endroit. Quelques instants après, j'ai vu sourdre, par la fissure, une certaine quantité de liquide céphalo-rachidien, dont j'ai rendu l'écoulement très-abondant en inclinant en bas la tête et le tronc du cadavre. L'expérience terminée, j'ai enlevé le cerveau et me suis assuré que la fracture artificielle pénétrait dans le conduit auditif interne, et se compliquait de la déchirure des méninges à l'intérieur de ce conduit. Ainsi donc, il ne peut rester aucun doute sur l'interprétation du fait que j'ai eu l'honneur de présenter à la Société de chirurgie : l'écoulement aqueux très-abondant observé pendant la vie a été causé par l'issue du liquide céphalo-rachidien à travers une déchirure de la portion des membranes encéphaliques qui tapissent le fond du conduit auditif interne.

Considéré isolément, ce fait serait insuffisant peut-être pour assurer la démonstration d'une théorie générale ; car on pourrait se demander s'il résume à lui seul toutes les conditions possibles de l'écoulement du liquide céphalo-rachidien par l'oreille, à la suite des fractures de la base du crâne ; mais si l'on se rappelle que, dans tous les cas jusqu'à ce jour connus, où l'on a observé cet écoulement, il existait une fracture traversant la partie moyenne du rocher et intéressant le conduit auditif interne, on m'accordera volontiers que, dans ces cas, si les observateurs n'ont pas mentionné de déchirure aux méninges vis-à-vis de la fracture du rocher, cette lésion leur a échappé à raison de son peu d'étendue et de son siége caché, et n'en doit pas moins être regardée comme incontestable.

Il devient donc désormais facile d'indiquer les conditions anatomiques auxquelles est attachée l'issue du liquide céphalo-rachidien, et le trajet que ce liquide doit suivre pour s'échapper au dehors par le conduit auditif externe.

La dure-mère s'amincit beaucoup en se prolongeant dans le conduit auditif interne qu'elle tapisse très-exactement, et elle se continue sous forme de gaîne autour du nerf facial et des deux branches du nerf acoustique, à leur sortie du crâne. Quant à l'arachnoïde, elle accompagne la dure-mère jusqu'au fond du conduit auditif interne, pour se réfléchir ensuite sur les nerfs de la septième paire, *mais sans leur adhérer,* se comportant à leur égard comme avec la base du cerveau lui-même. Or, la septième paire ne remplissant pas, à beaucoup près, le conduit auditif interne, l'espace compris entre elle et les parois de ce dernier est occupé par du liquide céphalo-rachidien, très-abondant, comme on sait, à la partie inférieure et médiane du cerveau. Il est donc évident que si la dure-mère et les deux lames contiguës de l'arachnoïde sont déchirées dans le fond du conduit auditif interne, le liquide cérébro-spinal, placé hors de l'arachnoïde, entre elle et les nerfs, pourra librement s'échapper par cette déchirure; on conçoit même que la déchirure de la dure-mère seule soit suffisante pour produire le même effet, si cette déchirure a lieu au fond même du conduit auditif, dans le point où l'arachnoïde abandonne la surface de la dure-mère pour s'adosser à elle-même et former la double gaîne séreuse placée autour de la septième paire et du liquide cérébro-spinal qui entoure immédiatement celle-ci. Une fois sorti des enveloppes membraneuses de l'encéphale, le liquide franchira facilement la lame osseuse très-mince qui sépare du vestibule le fond du conduit auditif interne, si cette lame est fracturée ; de là, traversant le labyrinthe, il parviendra dans la cavité du tympan, soit à travers la fêlure du rocher, soit par la fenêtre ovale elle-même, qui se trouve béante et libre par suite du déplacement que l'étrier a subi (obs. 1 et 2); enfin, de la cavité de l'oreille moyenne, le liquide s'écoulera librement au dehors par le conduit auditif externe, en traversant la déchirure plus ou moins large que présente toujours, dans ce cas, la membrane du tympan.

Avant de terminer la première partie de ce travail, il ne sera pas sans intérêt de présenter un résumé des faits qui lui ont servi de base, et de tracer ainsi en quelques mots l'histoire générale des fractures du rocher, accompagnées de l'issue du liquide cérébro-spinal.

Ainsi que je l'ai dit, ces fractures ont toutes été observées chez les enfants ou de jeunes sujets. Les violences extérieures qui les ont produites ont été appliquées tantôt sur le front, tantôt, et plus souvent, sur la tempe. Dans le plus grand nombre des cas, la fracture s'est effectuée du côté frappé;

tandis que, chez le blessé de l'observation 1re, le coup ayant porté sur la tempe gauche, la fêlure s'est propagée à travers la base du crâne, depuis l'aile gauche du sphénoïde jusqu'au rocher du côté droit.

L'écoulement du liquide cérébro-spinal s'est toujours manifesté immédiatement ou peu de temps après la chute; presque toujours il a été précédé de l'issue d'une certaine quantité de sang, due sans doute à la rupture des vaisseaux du tympan et du tissu osseux du rocher. L'abondance de cet écoulement a pu varier suivant l'étendue de la déchirure intérieure; mais toujours elle a été grande. Pour en avoir une idée, il suffit de se rappeler que, chez le blessé de l'observation 1, j'ai recueilli de 5 à 10 grammes de liquide par heure, et qu'il ne s'en est pas écoulé moins de 4 à 500 grammes depuis le moment de la chute jusqu'à celui de la mort. Ce fait n'a rien d'étonnant si l'on se reporte aux expériences de M. Magendie, lesquelles ont constaté la rapidité avec laquelle le liquide cérébro-spinal se reproduit quand il a été artificiellement évacué.

L'écoulement a persisté avec la même abondance pendant les trois ou quatre premiers jours qui ont suivi l'accident. Lorsque le malade a vécu plus longtemps, il a diminué peu à peu, sans doute par l'effet du gonflement inflammatoire des bords de la déchirure; enfin, il a cessé tout à fait vers le septième ou le huitième jour.

L'issue du liquide s'est effectuée, en général, goutte à goutte, par le conduit auditif externe, surtout quand la tête a été penchée du côté malade : elle a paru s'accroître manifestement pendant les efforts, tels que ceux qu'exigent la toux ou l'action de se moucher.

Quant au liquide lui-même, il a été plus ou moins coloré en rouge, dans les premiers temps de son apparition, par son mélange avec une certaine quantité de sang; mais au bout de vingt-quatre ou trente-six heures, il a acquis une limpidité parfaite. Sa ténuité a été constamment égale à celle de l'eau; il a toujours présenté une saveur assez fortement salée; l'analyse chimique y a démontré une quantité notable de chlorure de sodium, très-peu d'albumine et des traces de mucus, tenant sans doute à ce que, pendant son passage à travers la caisse du tympan, il a entraîné le produit de la sécrétion de la membrane muqueuse qui tapisse l'oreille moyenne.

Il a été souvent impossible d'analyser les troubles fonctionnels liés à la déperdition continuelle et rapide du liquide céphalo-rachidien, parce que les chutes qui ont produit la fracture du rocher ont presque toujours aussi déterminé des lésions cérébrales graves dont les symptômes ont dû effacer tous les autres. Mais lorsque ces complications n'ont pas existé, comme chez le blessé de l'observation 2, l'intelligence a été assez nette pour que le malade ait pu raconter les circonstances de sa chute; la sensibilité et la myotilité ont été intactes; il y avait seulement de la lenteur dans les réponses et dans les mouvements, et la figure portait un cachet de stupeur. Les expériences sur les animaux vivants s'accordent assez bien avec ces résultats de l'observation chez l'homme.

Il est seulement un fait singulier que je livre à l'attention des physiologistes : c'est la conservation de l'ouïe du côté malade, malgré la déchirure du tympan, malgré la fracture de l'étrier et son arrachement de la fenêtre ovale, enfin, malgré la fracture des parois du vestibule. Ce fait a été constaté d'une manière certaine dans l'observation 2. S'il était confirmé par des observations ultérieures, il serait de nature à modifier les opinions admises sur les fonctions des diverses parties de l'appareil auditif.

Dans ces cas, où le peu de gravité des symptômes primitifs semble devoir suggérer un pronostic favorable, la sortie du liquide céphalo-rachidien devient un phénomène très-important; car elle est le seul symptôme indiquant une fracture de la base du crâne, et elle suffit à elle seule pour faire craindre une issue funeste : jusqu'à présent, en effet, on n'a pu sauver aucun des malades qui l'ont présentée (les sept dont j'ai réuni les observations ont tous succombé; il en est de même d'un huitième mentionné par M. Marjolin (voir *Dictionnaire de médecine*, t. XXIX, p. 570). Toutefois, il est difficile de dire dans quelle proportion et pour quelle part ce phénomène a influé sur une si fâcheuse terminaison, attendu qu'à l'autopsie cadavérique on a souvent trouvé des épanchements de sang et des traces de contusion dans l'encéphale, et qu'il a été naturel d'attribuer la mort plutôt à ces altérations qu'à l'écoulement du liquide céphalo-rachidien. Cependant il est probable que la déperdition continuelle de ce liquide doit favoriser l'afflux du sang dans les surfaces qui l'exhalent, et que cet afflux prolongé doit être une cause puissante d'inflammation : c'est à une lésion de cette nature que paraît avoir succombé le blessé de l'observation 2, chez lequel on a trouvé des traces de méningite à la base du cerveau, et principalement autour du mésocéphale; il existait là des fausses membranes dans le tissu cellulaire sous-arachnoïdien, et la surface des ventricules latéraux était également recouverte d'une couche pseudomembraneuse.

L'issue du liquide cérébro-spinal a des caractères tellement tranchés, qu'il est difficile de la méconnaître. Les propriétés physiques et chimi ques de ce liquide, sa grande quantité, la soudaïneté de son apparition, devront toujours le faire distinguer des autres écoulements dont le conduit auditif pourrait être le siége. Cependant on a vu des fêlures du rocher, compliquées d'épanchement de sang sous la dure-mère, donner lieu à l'issue d'une certaine quantité de sang et de sérosité sanguinolente, et ce phénomène en a quelquefois imposé pour l'écoulement aqueux dû au liquide cérébro-spinal. M. Diday, chirurgien distingué des hôpitaux de Lyon, me paraît avoir commis cette erreur, ainsi que le prouve l'observation qu'il a publiée dans le *Bulletin chirurgical* de M. Laugier (t. II, p. 68), et dont voici le résumé : Un paveur âgé de quarante-deux ans tombe dans la rue du haut d'un premier étage, et présente, avec les symptômes d'une grave commotion du cerveau, l'issue de beaucoup de sang pur par le conduit auditif externe du côté gauche. La poitrine a été violemment contuse. Le lendemain, les symptômes de la commotion ont diminué : *le sang sort moins abondamment par l'oreille gauche, et il semble moins coloré en rouge*. Le troisième jour, l'*écoulement du sang par l'oreille n'est plus continu, et le liquide qui s'écoule est maintenant moins coloré*. Pendant la nuit, la respiration s'embarrasse, et le malade succombe à des symptômes de pneumonie. A l'au topsie cadavérique, on trouve, entre autres lésions, une fêlure sur la base de la portion écailleuse du temporal gauche, fêlure qui se prolonge sur toute la face antérieure du rocher, et, dans le point correspondant, en dehors de la dure-mère, un caillot sanguin sec et noir, aplati, de 4 millimètres d'épaisseur, et de 3 centimètres environ de largeur. La fêlure du rocher pénètre dans la caisse du tympan; la membrane du même nom est largement déchirée. Je n'insisterai pas sur les détails de cette observation dont la lecture suffit pour démontrer qu'il n'y a pas eu d'écoulement d'un liquide aqueux offrant la moindre analogie, pour la quantité et les propriétés physiques, avec celui qui fait l'objet de ce travail.

On voit aussi, à la suite de quelques lésions traumatiques du tympan, un écoulement séro-purulent se manifester par le conduit auditif externe : c'est le produit de l'inflammation de la membrane qui tapisse l'oreille moyenne. L'abondance en est quelquefois telle, qu'on pourrait y trouver de l'analogie avec l'écoulement du liquide céphalo-rachidien ; mais si l'on considère que cette sécrétion paraît plusieurs jours seulement après le traumatisme ; qu'elle a quelques-uns des caractères du pus, et que d'ailleurs son abondance est loin d'égaler celle du liquide cérébro-spinal, on en conclura qu'il est impossible de la confondre avec ce dernier.

En terminant cette première partie de mon travail, j'aurais désiré avoir à proposer quelques moyens thérapeutiques contre un accident qui ajoute sans doute beaucoup à la gravité des fractures du crâne; mais je n'en conçois pas qui puissent être rationnellement employés. Le tamponnement du conduit auditif externe, seul moyen de s'opposer à l'écoulement extérieur du liquide cérébro-spinal, échouerait probablement, car il ne saurait empêcher le passage de ce liquide à travers la trompe d'Eustache; cependant il mérite au moins d'être essayé.

DEUXIÈME PARTIE.

Des fractures de la base du crâne accompagnées de l'écoulement d'un liquide aqueux très-abondant par les fosses nasales.

OBSERVATION I.

Le fait suivant a été observé en 1840 par M. Blandin, et publié dans la *Gazette des hôpitaux* (1840, p. 205) par M. Demarquay, élève interne du service. Le nommé Roger, âgé de trente-deux ans, ayant résolu de se détruire à la suite de la perte d'un emploi qu'il occupait dans une administration, choisit à cet effet un pistolet de moyen calibre, mais chargé à balle forcée : le saisissant de la main droite, il en plaça l'embouchure contre la voûte palatine, et lâcha la détente. Le choc fut si violent, qu'il fut renversé par terre, où il resta quelque temps sans connaissance, et perdit par la bouche et les fosses nasales une assez grande de quantité sang. On le transporta à l'Hôtel-Dieu le jour même de l'accident, 13 avril 1840.

Le 14, au moment de la visite, le malade se plaint de souffrir et de n'avoir pu reposer. Sa figure pâle exprime la stupeur, les paupières sont mobiles, la vision et l'audition intactes, l'intelligence est nette, les réponses sont justes et précises, la commissure droite est un peu affaissée; on aperçoit vers la partie moyenne de la voûte palatine une ouverture à bords irréguliers, boursouflée et comme déchiquetée. Un stylet introduit par cette ouverture pénètre jusqu'à la hauteur de 2 pouces environ, et pour peu qu'on l'agite, on sent des craquements osseux dus au déplacement ou au frottement de quelques parcelles d'os fracturés. *Il s'écoule par les fosses nasales une quantité vraiment énorme de sérosité sanguinolente.* Le malade accuse une douleur très-vive occupant toute la partie postérieure de la tête. Les mouvements du malade sont mal assurés.

Tels sont les principaux phénomènes qui se présentèrent à l'observation de M. Blandin le lendemain de l'accident. Le diagnostic suivant fut porté: fracture de la base du crâne, et probablement de la partie supérieure de l'apophyse basilaire, avec rupture des méninges. (Prescription : bien qu'une saignée ait été pratiquée la veille, deux nouvelles saignées sont prescrites ; de la glace sur la tête, etc.) Le malade mourut quelques heures après la visite.

L'autopsie cadavérique a été faite trois jours après la mort, et voici ce que l'on a trouvé : les méninges du sommet et de la base du crâne sont dans leur état normal ; le cerveau est ferme et sans injection aucune ; un peu de sérosité existe dans les ventricules latéraux et dans les fosses occipitales ; le cervelet, le corps strié et la couche optique sont parfaitement intacts. En enlevant la base du cerveau, qui avait été examinée en place, on trouva la balle logée dans la selle turcique, un peu au-dessus de sa partie moyenne et légèrement à droite ; le corps pituitaire est détruit de ce côté. Si maintenant nous examinons le trajet de la balle, nous verrons que l'os maxillaire supérieur a été perforé à son union avec les os palatins, qui sont eux-mêmes fracturés ; le corps du sphénoïde et la partie postérieure du vomer sont complétement détruits.

Cette observation laisse à désirer quelques détails importants sur les propriétés chimiques du liquide séreux qui s'est écoulé par les fosses nasales ; elle ne fait pas connaître non plus si cet écoulement a continué jusqu'au moment de la mort survenue vingt-quatre heures environ après l'accident ; enfin elle présente une contradiction manifeste à l'endroit de la nécropsie, lorsque, d'une part, il est dit que les membranes encéphaliques sont intactes, tandis qu'on voit plus loin la selle turcique brisée et une partie du corps pituitaire détruite par le projectile. Cependant, malgré ces imperfections, elle offre un grand intérêt. En effet, la fracture de la selle turcique et la déchirure du corps pituitaire n'ont pu s'effectuer sans qu'il y ait eu rupture du prolongement infundibuliforme que l'arachnoïde cérébrale envoie autour de ce corps, et la conséquence nécessaire de ces lésions a dû être l'issue du liquide cérébro-spinal très-abondant placé hors de l'arachnoïde, entre elle et la surface supérieure du corps pituitaire. Le rédacteur de l'observation admet que le liquide ventriculaire a pu s'échapper directement à travers le canal qui fait communiquer le corps et la tige pituitaires avec le troisième ventricule ; mais je doute qu'une quantité de liquide aussi considérable que celle qu'il a signalée puisse trouver issue par un canal tellement étroit, que son existence a été mise en doute par divers anatomistes. Du reste, le fait suivant, que j'ai récemment observé dans ses plus minutieux détails, lèvera tous les doutes que pourrait laisser la précédente observation sur la nature et la source de cet écoulement.

OBSERVATION II.

Dans la nuit du 30 avril au 1er mai 1845, le nommé Despy, âgé de trente ans, d'une constitution athlétique, conduisait une voiture de porcs à l'un des marchés de Paris, lorsque, sur la route de Neuilly à Passy, il fut assailli par plusieurs individus qui lui assénèrent des coups de bâton sur la tête, et le laissèrent étendu à terre sans connaissance, après lui avoir volé sa bourse. Il paraîtrait aussi, d'après l'instruction judiciaire à laquelle cet assassinat a donné lieu, qu'une des roues de sa voiture lui aurait passé sur la tête.

Deux ou trois heures après l'accident, des ouvriers le trouvèrent baigné dans son sang et poussant quelques plaintes, mais incapable de répondre à aucune de leurs questions. Ils le transportèrent d'abord chez un commissaire de police, où peu à peu il reprit l'usage de ses sens; puis ils le conduisirent à l'hôpital Beaujon à sept heures du matin. Voici dans quel état je le trouvai à ma visite : son décubitus varie à chaque instant; il se couche alternativement sur le dos, sur le ventre et sur les côtés; son expression est celle d'un homme qui dort, cependant on l'éveille assez facilement.

Sur le nez et à la racine du sourcil droit se voient quatre petites plaies contuses, dont la plus profonde s'étend jusqu'au périoste, mais pas au delà;

sur le sommet de la tête existe une plaie contuse, de 5 centimètres de longueur, sans décollement et sans dénudation des os; la paupière supérieure droite est gonflée et de couleur lie de vin, la conjonctive oculaire légèrement ecchymosée à l'angle externe de l'œil; les deux paupières gauches sont également tuméfiées et de couleur lie de vin; la conjonctive est très-infiltrée de sang dans toute son étendue; l'œil est manifestement plus saillant que celui du côté opposé.

Les téguments de la tempe gauche sont soulevés par un épanchement de sang assez considérable; le pavillon de l'oreille du même côté est presque entièrement détaché par une plaie transversale, contuse.

Il rend une assez grande quantité de sang par le nez et par la bouche, dans laquelle on voit deux dents cassées; il vient de vomir du sang noir, liquide; la conque gauche et le conduit auditif sont remplis de sang, mais il est difficile de déterminer s'il vient du conduit auditif ou simplement de la plaie de l'oreille.

Son intelligence est obtuse, lente, mais non abolie; en le tirant de son assoupissement, il répond à quelques questions : il dit avoir reçu des coups de bâton et de couteau, et se plaint fortement de la tête; c'est à peu près tout ce qu'on peut obtenir de lui. L'ouïe et la vue sont conservées; les pupilles sont égales, peu mobiles, moyennement dilatées ; la sensibilité et la myotilité paraissent intactes partout ; il n'existe pas de contracture.

La parole et la déglutition sont libres ; les urines volontaires ; la peau froide ; le pouls faible, à 80 pulsations.

Je réunis par deux points de sutures la plaie à lambeau de l'oreille, panse à plat les autres plaies, et prescris de l'infusion de tilleul et de feuilles d'oranger, une saignée conditionnelle pour le moment où le pouls se relèvera.

Vers midi, la réaction se manifestant, on pratique une saignée de 400 grammes, dont le sang offre un caillot assez considérable, mou, non couenneux. Le malade reste assoupi, changeant seulement assez souvent de place.

A sept heures du soir, agitation et plaintes sans délire, se prolongeant jusqu'à onze heures, et ne se calmant que par une seconde saignée, dont le sang offre un caillot peu considérable, couvert d'une couenne mince.

Le 2 mai. Son état est à peu près le même que la veille ; il se plaint du mal de tête, et n'a pas de délire ; il reconnaît un de ses assassins et parle à ses amis qui viennent le voir. Pouls à 90, assez développé. Dans un moment où sa tête se trouvait fortement penchée sur le bord droit de son lit, je vois sortir par le nez et goutte à goutte un liquide aqueux, légèrement rosé ; ayant fait maintenir la tête dans la même position, au moyen d'un aide, j'ai pu, en une demi-heure environ, recueillir 10 grammes au moins de ce liquide, dont les propriétés ont été trouvées les mêmes que celles du liquide dont il a été précédemment question : la saveur en est assez fortement salée; il contient des proportions de chlorure de sodium beaucoup plus grandes que le sérum du sang, et des traces d'albumine à peine sensibles. (Saignée de 300 gramm.; eau de veau stibiée; infusion de tilleul.) Pas de garde-robes. Pendant la nuit, agitation et délire qui obligent de lui mettre la camisole.

Le 3. Même état à peu près que la veille au matin; il rend toujours par le nez, chaque fois qu'il penche la tête sur le côté, le même liquide aqueux, rosé, s'écoulant goutte à goutte. (25 centigrammes de tartre stibié dans 100 grammes d'eau, à prendre par cuillerées d'heure en heure; eau de gomme sucrée.) Dans la journée, il y a plusieurs selles abondantes et involontaires.

Le 4. Amélioration notable; face naturelle; peau fraîche; sensibilité et myotilité intacte partout; intelligence assez nette; un peu de céphalalgie; pouls à 84, souple, régulier et assez développé. L'écoulement du liquide aqueux par le nez est un peu moins abondant que la veille.

Pendant toute la journée, il reste à peu près dans le même état, assez tranquille et moins assoupi que les jours précédents; mais vers dix heures du soir, il est pris presque tout à coup d'agitation avec délire ; il se lève et marche dans la salle ; on est obligé de le ramener dans son lit et de l'y contenir avec la camisole. Vers une heure du matin, il s'affaisse graduellement ; sa respiration s'embarrasse : il succombe à deux heures.

Autopsie cadavérique, cinquante-six heures après la mort. Deux heures avant qu'on y procédât, le sujet ayant été placé sur la table à dissection, la face en bas, il s'est écoulé à peu près 30 grammes de liquide aqueux légèrement rosé, par les fosses nasales.

Les téguments du crâne ayant été séparés avec soin des os sous-jacents, on découvre une immense fracture dirigée d'avant en arrière et de droite à gauche, et divisant le crâne en deux parties presque égales, l'une gauche antérieure, l'autre droite postérieure ; cette fracture commence en haut sur le milieu du pariétal droit, se dirige en arrière vers le sommet de l'occipital, se continue avec la moitié gauche de la suture lambdoïde qui est disjointe, apparaît de nouveau sur la portion mastoïdienne du temporal gauche qu'elle traverse, ainsi que le conduit auditif externe et la base du rocher, parvient sur la grande aile du sphénoïde, croise la selle turcique d'arrière en avant et de gauche à droite, puis pénètre à travers les cellules ethmoïdales postérieures droites, la lame criblée, envoie des prolongements à chaque orbite, et divise enfin de haut en bas l'os maxillaire supérieur gauche, jusqu'aux dents incisives cassées. L'arcade zygomatique gauche est fracturée comminutivement. L'os maxillaire correspondant, désarticulé, ne tient plus que par les parties molles.

Les surfaces fracturées, surtout à la base du crâne, offrent un léger écartement. Une petite esquille ovalaire se voit au niveau du corps du sphénoïde, derrière la gouttière olfactive droite; elle est formée aux dépens de la lame osseuse mince formant la paroi supérieure du sinus sphénoïdal.

La dure-mère est décollée au niveau des fosses occipitales gauches, et au niveau de la base du rocher correspondant, par un vaste épanchement de sang, en caillots noirs et assez fermes. Deux autres épanchements, moins considérables, se voient dans la cavité même de l'arachnoïde, sous les deux lobes antérieurs du cerveau.

Le cerveau ayant été enlevé, on constate, de la manière la plus évidente, que la dure-mère est déchirée dans l'étendue de 15 millimètres, au niveau de la fracture de la selle turcique. Si on laisse tomber un filet d'eau sur ce point, le liquide s'écoule facilement par les fosses nasales, et par la droite principalement.

L'arachnoïde cérébrale est déchirée au niveau des deux lobes antérieurs; mais on n'a pu constater si elle l'était aussi au niveau de la grande excavation médiane du cerveau, sur les côtés de la tige pituitaire.

Il existe une contusion des deux lobes antérieurs du cerveau et du lobe moyen gauche, s'étendant à la profondeur de 1 centimètre environ.

En résumant cette observation, on voit qu'une percussion violente du crâne a été suivie de l'écoulement d'un liquide aqueux par la narine droite, écoulement qui a duré jusqu'à la mort, et a même continué après elle.

La quantité de ce liquide a été très-considérable. Semblable à de l'eau, légèrement colorée en rose, par son mélange avec une très-petite quantité de sang, il a présenté à l'analyse chimique une proportion considérable de chlorure de sodium et très-peu d'albumine; la soustraction continuelle de ce liquide a paru n'apporter aucun trouble aux fonctions du cerveau : l'intelligence a été conservée, et nous n'avons remarqué aucune lésion de la sensibilité ou de la myotilité. De tels caractères rapprochaient déjà cette observation de celles qui forment la première partie de ce travail, et tendaient à prouver que ce liquide avait la même origine, et n'était autre que le liquide céphalo-rachidien. Les résultats de l'autopsie cadavérique ont pleinement confirmé ce rapprochement, et ne laissent aujourd'hui le champ libre à aucune autre interprétation. En effet, 1° les méninges étaient déchirées au niveau de la selle turcique et du prolongement que l'arachnoïde envoie autour de la tige pituitaire ; cette déchirure, étant placée dans une région où le liquide cérébro-spinal se trouve rassemblé en grande quantité, a dû donner facilement issue à ce liquide. 2° Vis-à-vis de la portion déchirée des méninges, la base du crâne offrait une solution de continuité pénétrant dans les sinus sphénoïdaux, et principalement dans le droit ; la membrane muqueuse très-mince qui tapisse ces sinus était déchirée : or, une lame osseuse mince et fragile séparant seule, en cet endroit, la cavité du crâne de celle des sinus, il est évident que le liquide cérébro-spinal a pu s'échapper très-facilement par cette voie, et pénétrer dans le sinus sphénoïdal du côté droit, qui, s'ouvrant lui-même dans le méat supérieur correspondant des fosses nasales, a dû le verser dans la narine.

TROISIÈME PARTIE.

Conclusions générales.

Après avoir démontré par des faits que certaines fractures de la base du crâne peuvent donner lieu à l'écoulement extérieur du liquide céphalo-rachidien, il me reste à examiner en général les conditions anatomiques auxquelles est attachée l'existence de ce phénomène.

La base de l'encéphale est formée sur la ligne

médiane, et d'arrière en avant, par le bulbe rachidien, la protubérance annulaire et les pédoncules cérébraux, dans l'intervalle ou au devant desquels se trouvent l'espace cendré perforé, les tubercules mamillaires, le tuber cinereum avec la tige et le corps pituitaire, enfin la commissure des nerfs optiques. Ces parties offrent des saillies et des enfoncements auxquels la base du crâne ne répond nullement par sa forme, et leur réunion avec les hémisphères cérébraux et cérébelleux est indiquée par de profondes anfractuosités; enfin on en voit partir les nerfs crâniens, qui, après un trajet plus ou moins long, disparaissent dans les trous ou canaux dont est pourvue la boîte osseuse.

Presque partout formées de substance blanche, ces parties se distiguent encore des hémisphères cérébraux et cérébelleux par la texture et la disposition de leurs enveloppes: en effet, l'enveloppe immédiate ou pie-mère est dense et ferme à peu près comme celle de la moelle épinière; quant à l'arachnoïde, elle n'adhère point à celle-ci, et lui est seulement unie par quelques rares filaments vasculaires ou fibreux; au lieu de s'accommoder à la forme des parties qu'elle recouvre, elle effleure seulement les saillies, sans pénétrer dans les enfoncements, et elle fournit aux nerfs crâniens une gaîne très-lâche qui les accompagne jusqu'à leur sortie du crâne.

Il existe donc sous l'arachnoïde, et hors de sa

cavité, entre elle et la base de l'encéphale, un espace irrégulier, mais considérable, qui se prolonge autour de chaque nerf crânien, et se continue en arrière, d'une part avec la cavité des ventricules, de l'autre avec l'espace sous-arachnoïdien placé autour de la moelle épinière. Dans l'état naturel, cet espace est rempli par le liquide céphalo-rachidien, et si exactement occupé par lui que, si l'on pratique une ouverture en un point quelconque des membranes qui l'enveloppent, le liquide en jaillit aussitôt à une distance assez grande. D'après ces notions anatomiques, il est facile de concevoir qu'une fracture du crâne, pour donner lieu à l'écoulement du liquide céphalo-rachidien, doit occuper la base de cette boîte osseuse, et plus spécialement les régions qui répondent à l'espace occupé par ce liquide; qu'elle doit surtout intéresser les points où l'arachnoïde forme des gaînes prolongées jusqu'au niveau de la base du crâne; car alors il suffit, pour que le liquide puisse franchir ses enveloppes, que la fracture donne lieu à la déchirure de la dure-mère et de l'extrémité du cul-de-sac arachnoïdien, ou même que la dure-mère seule soit intéressée au niveau du point de réflexion de l'arachnoïde; enfin, il faut que la fracture de la base du crâne ait un siége tel, que le liquide, une fois sorti de ses enveloppes, ne soit point retenu par les parties molles extérieures et puisse librement s'écouler au dehors. Passons en revue le petit nombre de fractures qui peuvent réunir ces conditions : 1° Celles de la lame criblée de l'ethmoïde laissent concevoir la possibilité de la déchirure du bulbe olfactif et de la portion d'arachnoïde qui en recouvre la surface inférieure. Or, cette membrane, n'adhérant pas au nerf, forme un long canal communiquant en arrière avec la grande cavité sous-arachnoïdienne, et d'où le liquide cérébro-spinal peut s'échapper à l'extérieur. Si à la fracture de la lame criblée se joint la déchirnre de la membrane pituitaire, rien ne s'opposera à ce que le liquide cérébro-spinal s'écoule dans les fosses nasales. 2° Une fracture de la voûte orbitaire, intéressant à la fois le trou optique et la paroi externe du sinus sphénoïdal, qu'une lame osseuse très-mince sépare seule de ce trou, pourrait donner lieu au même phénomène, si la fracture était à la fois compliquée de la déchirure de la membrane qui tapisse le sinus et de la rupture du cul-de-sac arachnoïdien prolongé sur le nerf optique. Peut-être aussi le liquide pourrait-il s'épancher dans l'orbite, en refoulant en avant les parties molles qui remplissent cette cavité. 3° Le bord antérieur de la selle turcique répond, d'une part, aux sinus sphénoïdaux par l'intermédiaire d'une lame osseuse mince et fragile ; d'autre part, il est en rapport avec le prolongement de l'arachnoïde qui recouvre, sans leur adhérer, la tige et une partie du corps pituitaire ; il en résulte qu'une fracture siégeant à la base du crâne, au niveau de ce bord, donnera lieu à l'écoulement du liquide cérébro-spinal, si les méninges sont déchirées ainsi que la membrane muqueuse très-ténue qui tapisse les sinus sphénoïdaux. Ce liquide s'accumulera d'abord dans les sinus, et s'écoulera à l'extérieur par l'ouverture qui fait communiquer ceux-ci avec le méat supérieur des fosses nasales. 4º Enfin les fractures intéressant le milieu du rocher, de manière à traverser le conduit auditif interne, le labyrinthe et la paroi interne de la cavité du tympan, pourront donner lieu à la déchirure du cul-de-sac arachnoïdien placé autour de la septième paire de nerfs; si la membrane du tympan est en même temps divisée, le liquide s'échappera facilement par le conduit auditif externe.

Ici se termine la tâche que je m'étais imposée. Si, comme je l'espère, des faits ultérieurs viennent confirmer les résultats auxquels je suis parvenu, l'histoire des fractures du crâne se sera enrichie d'un nouveau symptôme et d'un élément précieux de diagnostic, et la physiologie ellemême y aura trouvé des données utiles pour déterminer les usages encore peu connus du liquide sous-arachnoïdien.

www.ingramcontent.com/pod-product-compliance
Ingram Content Group UK Ltd.
Pitfield, Milton Keynes, MK11 3LW, UK
UKHW021507260726
13993UKWH00004B/1599

9 782329 114989